MÉMOIRE

SUR

L'USAGE DE L'ÉPIGLOTTE

DANS LA DÉGLUTITION.

DE L'IMPRIMERIE DE CRAPELET.

MÉMOIRE

SUR

L'USAGE DE L'ÉPIGLOTTE

DANS LA DÉGLUTITION,

PRÉSENTÉ A LA Iᵉ CLASSE DE L'INSTITUT LE 22 MARS 1813,

Par M. MAGENDIE,

Docteur et Prosecteur à la Faculté de Médecine de Paris ; Professeur d'Anatomie, de Physiologie ; de la Société Philomatique médicale d'Émulation, etc.

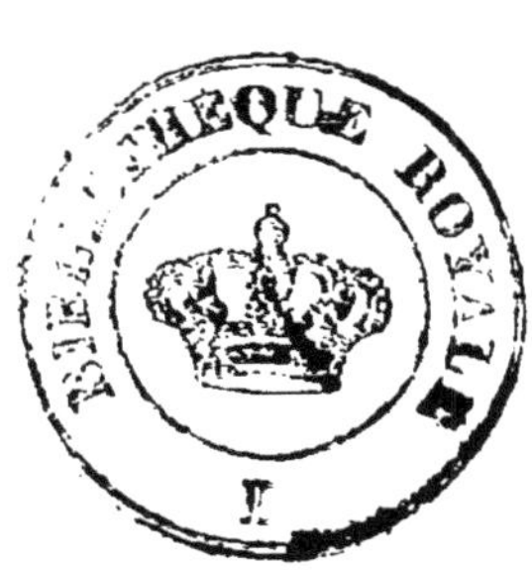 

Suivi du Rapport fait à la Classe par MM. *Pinel* et *Percy*, et d'un Mémoire sur les Images qui se forment au fond de l'Œil.

A PARIS,

Chez MÉQUIGNON-MARVIS, Libraire, rue de l'École de Médecine, n° 9, vis-à-vis celle Hautefeuille.

1813.

MÉMOIRE

SUR

L'USAGE DE L'ÉPIGLOTTE

DANS LA DÉGLUTITION.

L'ÉPIGLOTTE, ce fibro-cartilage placé entre la base de la langue et le larynx, a été considérée de tout temps, par les anatomistes, comme une sorte de soupape destinée à fermer la glotte au moment de la déglutition, afin que les alimens solides ou liquides ne s'introduisent point dans la trachée-artère. Personne, que je sache, n'a élevé de doute fondé à cet égard, et cette opinion a encore l'assentiment général. J'étois moi-même dans cette persuasion ; et toutefois poussé par l'esprit de doute qui ne devroit jamais abandonner le physiologiste, je résolus de m'en assurer par des expériences directes, ce qui, à ma connoissance, n'avoit point été fait.

Je fis à un chien braque, que j'avois chez moi, une incision au col, entre le cartilage thyroïde et l'os hyoïde. Je tirai par-là l'épiglotte au - dehors , et je la retranchai en totalité. Comme j'avois pris toutes les précautions convenables , l'opération fut très-simple , et l'animal parut très-peu s'en inquiéter. Je réunis la plaie extérieure par quelques points de suture. Environ une heure après cette opération , je présentai des alimens au chien ; il les mangea selon sa coutume , c'est-à-dire , avec avidité ; et , ce qui m'étonna fort , il les avala sans la moindre gêne , et tout aussi aisément qu'il le faisoit avant l'extirpation de l'épiglotte. Je pensai qu'au moins il éprouveroit quelque difficulté dans la déglutition des liquides (on sait que ceux-ci sont considérés comme étant plus difficiles à avaler que les alimens solides); mais je vis encore l'animal boire sans aucune apparence d'embarras dans la déglutition : seulement quelques gouttes du liquide que l'animal buvoit, sortoient par la petite plaie du col.

Cette première expérience étoit bien propre à exciter ma curiosité. Comment se fait-il , disois-je , que les alimens et les boissons ne tombent point dans la glotte quand cet animal avale ?

Pour m'éclairer sur ce point, je fis à un autre chien une incision semblable à celle que j'avois faite sur le chien précédent ; j'accrochai l'épiglotte avec une érigne ; je la tirai au-dehors, en sorte qu'à travers la plaie, je distinguois la glotte et ses mouvemens isochrônes à ceux de la respiration : je versai dans la gueule du chien une cuillerée d'eau, ce qui fut suivi immédiatement d'un mouvement de déglutition , pendant lequel je vis la glotte se fermer complètement à l'instant de l'ascension du larynx. Je versai une nouvelle cuillerée d'eau dans la gueule du chien , et je vis une seconde fois la glotte se fermer exactement à l'instant où l'animal exerça la déglutition. Je reconnus qu'on excitoit le mouvement de la déglutition, en portant le doigt dans le pharynx , à travers la plaie du col ; je l'excitai de cette manière un grand nombre de fois ; et j'acquis ainsi la conviction que la glotte se ferme avec la plus grande exactitude dans l'instant de la déglutition , soit qu'il passe réellement des alimens ou des boissons de la bouche dans l'œsophage, soit que , pour un autre motif, l'animal exécute la déglutition (1). Je compris dès lors comment un chien avale aisément , quoiqu'on lui ait retranché l'épiglotte.

---

(1) Dans le vomissement , au moment où les matières vomies traversent le pharynx , la glotte se ferme aussi très-exactement , comme je le dirai dans mon prochain Mémoire sur le vomissement.

Cette occlusion de la glotte ne pouvoit dépendre que de la contraction des muscles intrinsèques du larynx ; je voulus savoir quelle influence auroit sur elle la section des nerfs récurrens qui se distribuent à ces muscles, et principalement à ceux qui meuvent directement le cartilage aryténoïde.

Après avoir, comme dans l'expérience précédente, tiré l'épiglotte au-dehors, de manière à apercevoir la glotte et ses mouvemens, je coupai, sur un chien, les deux nerfs récurrens ; j'excitai les mouvemens de déglutition, et je pus me convaincre que la glotte continuoit à se fermer ; je crus reconnoître cependant que les deux lèvres de la glotte s'appliquoient l'une contre l'autre avec moins de force et d'exactitude.

Il importoit de savoir si le chien continueroit à avaler sans difficulté malgré cette section des nerfs récurrens ; j'extirpai donc en totalité l'épiglotte, et je réunis les plaies par des sutures. Je perdis de vue le chien pendant quelques jours, au bout desquels je m'assurai qu'il buvoit et mangeoit avec la plus grande facilité.

Il étoit évident que, dans cette expérience, le rapprochement des lèvres de la glotte se faisoit sous l'influence des nerfs laryngés supérieurs. Je voulus savoir quel seroit l'effet de la section de ces nerfs sur l'occlusion de la glotte durant la déglutition.

Je fis cette section sur un chien d'une assez forte taille, et je vis distinctement que la constriction de la glotte ne se faisoit plus complètement. Les bords de cette ouverture se rapprochoient bien par leur partie antérieure, mais il restoit un intervalle sensible entre leur extrémité postérieure : les deux cartilages aryténoïdes ne s'appliquoient plus exactement l'un à l'autre, comme cela arrive quand les nerfs du larynx sont intacts. Pour compléter cette expérience, j'extirpai l'épiglotte, et je laissai guérir la plaie que j'avois été obligé de faire. Quand elle fut entièrement cicatrisée, j'examinai le chien, et je vis qu'il avaloit, en général, avec assez de facilité ; mais il étoit sensible que, dans certains cas, il éprouvoit un peu de gêne, qu'il manifestoit par deux ou trois mouvemens de toux.

J'avois une autre expérience à faire ; c'étoit de couper sur un même chien les nerfs récurrens et les nerfs laryngés, pour m'assurer de l'influence qu'auroit cette double section sur les mouvemens de la glotte et sur la facilité d'avaler.

Je pratiquai cette section sur un chien, et je vis que tout mouvement de la glotte avoit

cessé. L'animal avoit beau exécuter des mouvemens de déglutition , la glotte restoit ouverte. Comme dans l'expérience qui précède,
je coupai l'épiglotte , et je laissai cicatriser les
plaies du col. J'ai gardé assez long-temps ce
chien chez moi , où nombre de personnes qui
l'ont vu, ont pu s'assurer qu'il avaloit avec la
plus grande difficulté. En effet, chaque gor-
gée de liquide , par exemple , excitoit un
accès de toux , et il en étoit à peu près de
même pour les alimens solides.

Enfin , j'ai maintenant , parmi les animaux
qui servent à mes recherches, un chien auquel j'ai coupé , ces jours derniers , les quatre
nerfs du larynx. J'ai laissé l'épiglotte dans sa
parfaite intégrité ; et cependant il n'est pas
douteux que cet animal avale avec une extrême
difficulté , chaque mouvement de déglutition
étant suivi d'un accès de toux assez vive.

J'ai étendu ces recherches sur plusieurs espèces d'animaux , les chats , les lapins , les
cochons d'Inde , par exemple , et j'ai obtenu
des résultats tout-à-fait identiques. J'ai aussi
examiné la glotte supérieure des oiseaux au
moment de la déglutition, et il m'a été facile
de reconnoître qu'elle se comporte comme la
glotte des mammifères ; ce qui me paroît
expliquer , mieux qu'on ne l'a fait jusqu'à

présent, l'absence de l'épiglotte dans ces animaux. Je me proposois d'examiner, sous ce rapport, les autres animaux qui n'ont point d'épiglotte, mais les circonstances ne m'ont pas encore permis de le faire.

La conclusion à tirer de ces expériences, relativement à l'épiglotte, se présente d'elle-même. Il est clair que cette partie n'est point indispensable pour l'intégrité de la déglutition, et qu'elle doit être dépossédée, du moins en partie, de l'emploi qu'on lui avoit assigné jusqu'à présent ; que la raison principale pour laquelle les alimens ne tombent point dans la trachée-artère, c'est qu'à cet instant la glotte se ferme avec la plus grande exactitude. Mais il est une autre conséquence à en déduire, c'est que c'est principalement sous l'influence des nerfs laryngés supérieurs que s'opère le resserrement de la glotte pendant la déglutition.

Cette circonstance m'a engagé à faire quelques recherches anatomiques, dont je vais avoir l'honneur de faire part à la classe ; elles serviront, je pense, à prouver que si, le plus souvent, les découvertes anatomiques conduisent aux vérités physiologiques, celles-ci peuvent, dans certain cas, mener à quelques faits ignorés en anatomie.

Si l'on en croit les descriptions que contien-

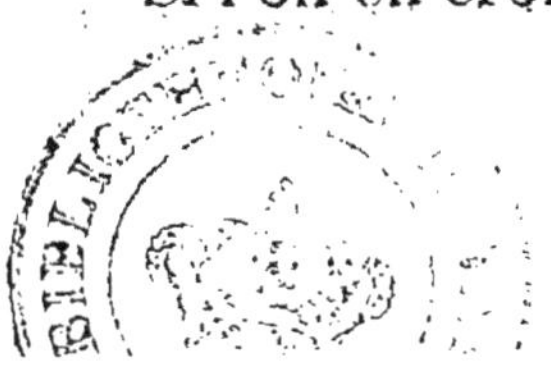

nent les meilleurs ouvrages d'anatomie, les nerfs laryngés et récurrens se distribuent, de concert, à tous les muscles intrinsèques du larynx. Mais après avoir disséqué avec soin un assez grand nombre de larynx d'hommes et d'animaux, il m'a semblé que les choses ne se passoient point ainsi. Les rameaux du nerf récurrent ne m'ont paru se distribuer qu'aux muscles crico-aryténoïdien postérieur, crico-aryténoïdien latéral, et thyro-aryténoïdien. Je n'ai jamais rencontré aucune ramification de ce nerf qui allât, soit au muscle crico-thyroïdien, soit au muscle aryténoïdien ; tandis que le nerf laryngé se distribue au muscle aryténoïdien, auquel il donne un rameau assez considérable, et au muscle crico-thyroïdien, auquel il donne un filet moins remarquable par son volume que par son trajet. Ce filet descend entre le cartilage thyroïde et le muscle thyro-aryténoïdien, puis entre ce cartilage et le muscle crico-aryténoïdien latéral ; il se jette ensuite en totalité dans le muscle crico-thyroïdien.

Quelquefois, au lieu de descendre derrière le cartilage thyroïde, ce filet marche à travers un canal pratiqué dans l'épaisseur de ce cartilage, et arrive ainsi au muscle pour lequel il est destiné. Cette disposition est très-fréquente dans le chien : elle est plus rare chez l'homme. Dans plusieurs sujets, quelques soins que je misse, il m'a été impossible de rencontrer le filet dont je parle ; mais alors il m'a paru que la branche externe du nerf laryngé , qui, comme on sait , est principalement destiné pour le muscle crico-thyroïdien, étoit beaucoup plus considérable.

Les autres filets du nerf laryngé ne vont point aux muscles du larynx , ils se répandent principalement dans les muscles de l'épiglotte, et la membrane muqueuse qui revêt l'entrée de la glotte ; un grand nombre passent très-près du bord supérieur du muscle thyro-aryténoïdien ; mais je n'en ai jamais vu aucun pénétrer dans le tissu de ce muscle.

Cette distribution des nerfs intrinsèques du larynx me paroît coïncider parfaitement avec les résultats des expériences que j'ai tout à l'heure rapportées. Elle permet, selon moi, de concevoir comment les nerfs récurrens étant coupés, la constriction de la glotte se fait encore d'une manière à peu près complète ; car ces nerfs ne se distribuant pas aux agens principaux du resserrement de la glotte , qui sont le muscle aryténoïdien et le crico-thyroïdien, il est clair que leur section ne peut point empêcher la contraction de ces derniers muscles.

Enfin cette distribution explique parfaitement pourquoi il faut que les quatre nerfs propres du larynx soient coupés pour que la glotte reste ouverte et immobile.

On conçoit que je n'ai pas fait ces recherches physiologiques et anatomiques sur le larynx sans faire quelques observations relatives à la voix et au mécanisme de sa production ; mais je les crois assez importantes pour mériter d'être réunies dans un mémoire particulier, et d'ici à peu de temps j'aurai l'honneur de les offrir à la classe.

Je termine par quelques observations relatives au muscle crico-thyroïdien, observations qui sortent un peu du sujet principal de ce Mémoire, mais que cependant je n'ai pas cru devoir en séparer.

On attribue à ce muscle l'usage de faire exécuter au cartilage thyroïde un mouvement de bascule en avant, par lequel il est rapproché du cartilage cricoïde ; c'est au moins dans ces termes qu'en parlent les anatomistes les plus distingués. Mais si l'on réfléchit à la disposition anatomique de ce muscle, et des parties qu'il doit mouvoir, on a peine à se ranger de cet avis. En effet, les fibres du crico-thyroïdien se portent obliquement de haut en bas et d'arrière en avant du cartilage thyroïde au cricoïde ;

elles s'insèrent sur le cartilage thyroïde , très-près de son articulation avec le cartilage cricoïde , et cette disposition doit rendre l'action de ce muscle très-difficile ; puisqu'il ne peut agir que par un bras de levier extrêmement court. La seule circonstance qui pourrait atténuer cette disposition défavorable , serait une grande mobilité du cartilage thyroïde , et une grande fixité du cartilage cricoïde : or , il en est tout autrement ; le cartilage thyroïde est retenu dans sa position , soit immédiatement , soit médiatement, par un grand nombre de muscles ; et par cette raison, son mouvement d'abaissement et de bascule en avant doit être très-difficile : le cartilage cricoïde , au contraire, est très-mobile ; il n'est retenu en bas que par la trachée-artère , dont on connoît la facilité d'extension : en sorte que , en raisonnant d'après l'anatomie , je penserois que le muscle crico-thyroïdien , au lieu d'avoir pour usage d'abaisser le cartilage thyroïde , doit avoir celui d'élever le cricoïde ; ce qui auroit la même influence sur la glotte. Mais je ne dois pas attendre plus long-temps pour dire que l'expérience confirme entièrement cette assertion. Quand on enlève la peau du col, de manière à apercevoir l'intervalle crico-thyroïdien , on a lieu de se convaincre que dans la production des sons aigus, et surtout à l'instant de la dé-glutition, le cartilage cricoïde s'élève au point que son bord supérieur s'engage sous le bord inférieur du cartilage thyroïde.

Des observations contenues dans ce mémoire je crois pouvoir conclure,

1°. Que l'épiglotte n'est point indispensable à l'intégrité de la déglutition ;

2°. Que durant la déglutition, à l'instant de l'ascension du larynx, les bords de la glotte et les cartilages aryténoïdes se rapprochent au point que l'entrée du larynx est complètement fermée aux matières qui vont passer dans l'œsophage ;

3°. Que le nerf récurrent, une fois parvenu au larynx, n'envoie de rameaux musculaires qu'aux muscles crico-aryténoïdien postérieur, crico-aryténoïdien latéral, et thyro-aryténoï-dien, tandis que le nerf laryngé n'envoie de filets qu'aux muscles aryténoïdien et crico-thyroïdien ;

4°. Que le muscle crico-thyroïdien a pour usage de faire exécuter au cartilage un mouve-ment d'élévation qui, dans l'instant de la dé-glútition, est porté à un point tel que le bord supérieur de ce cartilage s'engage sous le bord inférieur du cartilage thyroïde.

RAPPORT

De la Classe des Sciences physiques et mathématiques de l'Institut impérial de France, sur le Mémoire de M. Magendie, concernant l'usage de l'Epiglotte dans la déglutition.

Le Secrétaire perpétuel pour les sciences mathématiques, certifie que ce qui suit est extrait du procès-verbal de la séance du lundi 3 mai 1813.

La Classe nous a chargés , M. Pinel et moi, de lui faire un rapport sur le Mémoire lu à la séance du 22 mars, par M. Magendie, concernant l'usage de l'épiglotte dans la déglutition.

On ne peut voir sans intérêt un physiologiste éclairé, judicieux, et ami de la vérité , porter le doute méthodique sur des points de doctrine consacrés par la commune croyance, exercer sur eux une sorte de censure et de revision , les soumettre à de rigoureuses expériences, et chercher à fixer sur leur compte l'opinion, trop long-temps égarée ou indécise. Le temps a passé où l'enseignement de la phy-

siologie se composoit d'explications hypothé-
tiques, et où les livres se remplissoient de
systèmes purement imaginaires. La science
veut aujourd'hui des faits, des preuves; et si,
à leur défaut, elle semble quelquefois se con-
tenter de simples analogies, elle ne les reçoit
qu'avec réserve et d'une manière provisoire,
attendant du temps et des travaux des savans
l'évidence qu'elle n'a pu d'abord se procurer.

Combien la physiologie de nos jours est dif-
férente de celle du siècle dernier ! de quelles
découvertes précieuses et inattendues elle s'est
enrichie depuis vingt ans ! et c'est surtout aux
Français qu'elle est redevable de ces étonnans
progrès. Quelques-uns de nos voisins, comme
nous pourrions le démontrer par leurs propres
ouvrages, ont risqué de la faire rétrograder à
proportion des efforts que l'on a faits en France
pour en hâter la marche et le développement.
Au lieu d'interroger la nature, ils ont prétendu
lui dicter des lois ; ils semblent avoir voulu
éblouir, et non éclairer ; et jamais, dans les
écoles du Nord, on ne professa en physiologie
de plus absurdes erreurs que celles dont elles
retentissent de nos jours.

Il faut en convenir : parmi nous, les sciences
exactes, cultivées avec tant de gloire et de succès, ont donné aux esprits une meilleure di-

rection. Le besoin et la sévérité de l'analyse
ont changé les idées et perfectionné le juge-
ment, et l'on sait quelle est l'institution qui
a le plus de droits de se glorifier d'avoir im-
primé ce grand mouvement et donné cet utile
exemple.

Personne n'a été plus fidèle à ce principe
que M. Magendie ; il ne s'est encore présenté
devant nous qu'entouré de démonstrations, et
tous les Mémoires dont il a fait hommage à la
Classe, consistent en preuves et en faits. Celui
qu'il lui a communiqué en dernier lieu n'offre
pas l'importance des précédens. Cependant, il
a pour objet d'établir avec certitude l'usage
d'un organe qui a donné naissance à de lon-
gues discussions, et ce n'est pas un médiocre
mérite, que de mettre fin à d'interminables
disputes.

Il s'agit principalement, dans le nouveau
travail de M. Magendie, de déterminer si l'épiglotte, que les physiologistes en général ont
regardée comme une sorte de soupape propre
à fermer la glotte pendant l'acte de la déglutition, et à empêcher les alimens de s'intro-
duire dans la trachée-artère, a effectivement
reçu cette destination de la nature, et si sa pré-
sence est nécessaire quand on avale, pour pré-

venir cette introduction toujours plus ou moins dangereuse.

Mais, avant d'aller plus loin, nous rappellerons ici que, dès les premiers temps de la médecine, l'épiglotte fut un sujet de controverse entre les médecins et les philosophes, dont quelques-uns, tels qu'Hippocrate, auquel se joignit Platon, crurent qu'elle laissoit passer une partie des boissons dans le canal aérien, et de là dans les poumons, et dont quelques autres, comme Erasistrate, suivi par Aristote, soutinrent le contraire, insistant également et sur l'impossibilité de ce passage, et sur la suffocation qui en résulteroit s'il pouvoit avoir lieu.

Galien ayant adopté l'erreur de son maître, la fit adopter à son tour à ses nombreux sectateurs, qui soutinrent, comme lui, la réalité et l'innocuité de l'intrusion d'une certaine quantité de liquides dans les voies pulmonaires, et multiplièrent les expériences pour prouver l'une et l'autre. Ces expériences, bien différentes de celles de M. Magendie, furent toutes trompeuses, et donnèrent lieu dans la suite à des applications non moins erronées; elles consistèrent à plonger un animal dans l'eau colorée, et à s'assurer, en lui ouvrant la poitrine, que cette eau avoit pu pénétrer; mais

ce qui arrive à un animal pendant une immer-
sion forcée, ne peut être comparé à ce qui a
lieu quand il boit paisiblement; et quels qu'aient
été les résultats de ces épreuves diverses, quelque induction qu'on en ait tirée, il n'y a pas
encore très-long-temps, pour expliquer la
cause de la mort des noyés, et pour remédier
à la submersion, il suffit, comme on dit, de
boire de travers, ou de boire en riant, pour
être bien convaincu que rien ne doit passer par
la glotte, et que rien ne peut entrer impuné-
ment dans la trachée-artère.

La nature a été singulièrement attentive à
prévenir cette erreur de lieu, et à organiser en
conséquence l'appareil admirable des agens de
la déglutition. Au nombre de ceux-ci on a de
tout temps distingué l'épiglotte, moins pour la
part active et directe qu'elle peut avoir à cette
fonction, que parce qu'elle est regardée comme
indispensable pour fermer l'accès de la glotte
aux alimens passant au-dessus d'elle et poussés
dans le pharynx. Mais est-il bien vrai que l'occlusion de la glotte, lors de la déglutition, soit
l'effet de cette espèce de languette fibro-cartila-
gineuse, toujours suspendue sur elle, et toujours prête en apparence à s'appliquer sur son
ouverture, et que ce soit pour cet usage qu'elle
a été formée?

Nous allons voir avec quelle évidence M. Magendie a montré qu'il n'en est pas ainsi ; et avant de rapporter les preuves matérielles qu'il en a données, nous dirons que l'épiglotte n'est relevée que par sa propre élasticité ; que si dans les très-grands animaux on lui a reconnu quelques traces de fibres musculaires, on peut l'en supposer dénuée chez l'homme de la volonté de qui ses mouvemens sont par conséquent indépendans ; que c'est à tort qu'on a cru qu'elle s'abaissoit sur la glotte, entraînée par le poids des alimens ; ce qui pourroit tout au plus se dire du bol alimentaire, et non des boissons prises en petite quantité ; enfin que dans la déglutition, au lieu de s'abaisser sur le larynx, c'est celui-ci qui, porté en haut, et en devant, par les mouvemens déglutitifs, va se réfugier en quelque sorte sous l'épiglotte, laquelle trouve alors un point d'appui contre la base de la langue. Nous ajoutons que cette retraite du larynx sous l'épiglotte n'est pas même nécessaire pour obvier à l'insinuation des alimens dans la trachée-artère, car la glotte n'a besoin, pour se fermer, que de l'action des muscles qui lui sont propres ; elle ne s'ouvre que pour le passage de l'air, et ces mouvemens alternatifs sont parfaitement isochrônes avec ceux de la respiration ; phénomène que M. Magendie nous a fait remarquer dans toutes ses expériences : il y a plus, au moindre mouvement de déglutition, la glotte se ferme sans que rien puisse y pénétrer, et les alimens ne s'y glissent qu'autant qu'on parle, rit, ou chante en mangeant, ce qui ne soulève pas l'épiglotte, comme on l'a dit, mais force la glotte à s'entr'ouvrir. Voilà l'épiglotte rationnellement dépossédée de la fonction de boucher l'ouverture de la glotte pendant la déglutition. Voyons si les faits viendront appuyer ce raisonnement. M. Magendie ayant fait à un chien assez gros, une incision au col entre l'os hyoïde et le cartilage tyroïde, tira l'épiglotte du dehors et la retrancha en totalité. La plaie extérieure fut réunie par quelques points de suture. Environ une heure après l'opération, on présenta des alimens à l'animal, qui les mangea avec son avidité ordinaire, et les avala sans la moindre gêne; il en fut de même de l'eau qu'on lui donna à boire ; elle passa aussi facilement qu'elle eût pu faire avant l'extirpation de l'épiglotte. Deux autres chiens furent soumis à la même expérience, et les résultats furent absolument semblables.

Sur un troisième, M. Magendie se contenta de tirer au dehors l'épiglotte avec un petit crochet, voulant voir ce qui se passeroit en cet état pendant la déglutition. Il versa un peu d'eau dans la gueule de l'animal, qui l'avala aussitôt, et il s'assura qu'à l'instant de l'ascension du larynx, la glotte s'étoit complètement fermée. Plusieurs fois il put faire cette remarque sans recourir à l'eau, et seulement en plaçant le doigt dans le pharynx, à travers la plaie ; ce qui excitoit toujours des mouvemens de déglutition durant lesquels le resserrement de la glotte avoit lieu de la manière la plus exacte.

Ces diverses expériences ont été répétées sous nos yeux, et nous ayons pu nous convaincre de la réalité des observations que M. Magendie avoit faites dans celles qui les avoient précédées.

Il étoit réservé à l'habile expérimentateur qui nous a prouvé qu'on pouvoit vomir sans estomac, de nous faire voir qu'on pouvoit aussi avaler sans épiglotte; mais il n'a pu répondre que chez l'homme, la privation de cette partie fut aussi indifférente pour l'acte de la déglutition que chez les animaux, ce que l'on est en droit de présumer, malgré les observations rapportées par Mercklin (*De ventositate spina*, pag. 273), et par Bonnet (*Sepulchret.*, tom. II, pag. 31), de personnes qui, ayant eu l'épiglotte détruite par une maladie, n'avoient pu, le reste de leur

vie, avaler qu'avec difficulté, et quelquefois
avec danger de suffoquer ; ce qui devoit être
plutôt attribué à l'altération pathologique des
organes véritables de la déglutition qu'à la des-
truction de l'épiglotte , qui n'avoit pu être
affectée sans attirer sur les parties voisines
quelques changemens défavorables à leur action. C'est ainsi que l'un de vos commissaires
a vu un militaire qui, ayant reçu un coup de
feu immédiatement sous le menton , avec lé-
sion de la partie supérieure du larynx, éprouva
pendant les cinq mois qu'il survécut à cette
blessure, des accès de toux et de suffocation
toutes les fois qu'il avaloit, non précisément
parce qu'il avoit eu l'épiglotte enlevée par la
balle, comme on le reconnut après sa mort,
mais parce que l'inflammation qui s'étoit em-
parée du larynx , avoit rendu calleuses les lèvres de la glotte, et l'avoit privée de la faculté
de se fermer pendant la déglutition ; occlusion
à laquelle, nous le répétons, l'épiglotte n'a
aucune part chez l'homme et dans les mammifères, et à plus forte raison dans les oiseaux ,
où elle manque entièrement. Il faut l'avouer,
Guglielmini et Targioni, célèbres anatomistes
italiens, avoient déjà annoncé cette vérité à
l'occasion de quelques sujets entièrement pri-
vés de l'épiglotte, et qui n'avoient jamais res-

senti la moindre incommodité de cette privation ; mais ils n'avoient pas fait les expériences auxquelles s'est livré M. Magendie pour l'établir d'une manière positive et directe.

Inférer de ces expériences et de ces observations que cette partie de nous-mêmes est inutile, ce seroit calomnier la nature qui ne travaille jamais en vain. Si l'épiglotte est inutile à la déglutition, elle doit servir à la formation de la voix. C'étoit le sentiment de Tauvry et de Sentorini, et sans doute que M. Magendie sera curieux de le soumettre un jour à ses savantes recherches.

La glotte s'ouvre et se ferme au moyen de muscles intrinsèques du larynx, et ceux-ci reçoivent des nerfs qu'on appelle laryngés supérieurs et laryngés inférieurs ou récurrens. Il falloit savoir ce qu'elle deviendroit en paralysant ces muscles par la section de leurs nerfs. En conséquence, M. Magendie, après avoir, comme dans les expériences précédentes, tiré au dehors l'épiglotte d'un chien, lui coupa les deux récurrens auxquels M. Le Gallois, dans ses belles expériences sur la section de ceux de la huitième paire, avoit déjà attribué la dilatation de la glotte ; il excita ensuite des mouvemens de déglutition et la glotte se ferma presque aussi exactement que de coutume ;

tellement que l'animal à qui de plus l'épiglotte fut entièrement retranchée, put, durant les douze jours qu'on le laissa vivre après l'opération, manger et boire aussi facilement qu'auparavant.

On devoit donc croire que les laryngés supérieurs influoient plus que les inférieurs sur la construction de la glotte, et c'étoit encore ce que M. Le Gallois avoit pressenti. Pour s'en assurer, M. Magendie les coupa sur un chien de forte taille, et il vit distinctement que la glotte restoit béante à sa commissure postérieure, tandis qu'elle étoit fermée en dedans et que les cartilages-aryténoïdes n'étoient plus appliqués l'un à l'autre, comme ils le sont dans l'état naturel. Il enleva toute l'épiglotte, et ayant donné le temps à l'animal de guérir, il observa que, quoiqu'avalant en général avec assez de facilité, il n'achevoit guère son repas sans tousser plus ou moins. On s'attend bien à ce qui arriva lorsque les quatre nerfs eurent été coupés tous ensemble ; alors la glotte resta ouverte sans que les mouvemens de déglutition le plus fortement excités pussent en rapprocher tant soit peu les bords, et l'animal qui avoit subi en même temps l'excision de l'épiglotte, ne put plus avaler, même étant guéri de sa plaie, qu'avec la plus grande peine et toujours menacé de suffoquer, surtout quand il buvoit, suite à laquelle la soustraction de l'épiglotte étoit étrangère, puisqu'elle a eu également lieu dans tous les chiens à qui elle avoit été laissée dans son intégrité après la division des quatre laryngés.

Bien convaincu que la glotte ne se meut que sous l'influence de ces nerfs, M. Magendie, anatomiste aussi sévère que physiologiste judicieux, voulut vérifier la distribution qu'on leur assigne généralement dans les muscles du larynx, et il découvrit que les récurrens ne vont qu'aux muscles crico - aryténoïdiens postérieurs, crico-aryténoïdiens latéraux, et thyro-aryténoïdiens; il n'a pu rencontrer aucune ramification de ces nerfs qui allassent soit aux muscles crico-tyroïdiens, soit à l'aryténoïdien, tandis que le nerf laryngé proprement dit se distribue au muscle aryténoïdien, auquel il donne un rameau assez considérable, et au crico-thyroïdien, à qui il fournit un filet moins remarquable par son volume que par son trajet.

Nous ne suivrons point M. Magendie dans tous les détails descriptifs et nouveaux où il est entré dans son Mémoire, sur la marche des nerfs laryngés; mais nous dirons que nous avons vu avec lui, sur l'homme et sur les animaux tout ce qu'il en a dit, et nous ne pensons pas qu'on puisse lui contester à cet égard la priorité; il en est de même des observations qu'il a faites aussi le premier sur les muscles crico-thyroïdiens, de l'usage et de l'action desquels il a donné une explication qui nous semble mériter d'être généralement adoptée.

L'exactitude en anatomie est le chemin le plus sûr pour arriver aux vérités physiologiques. La distribution des nerfs laryngés, telle que M. Magendie l'a établie d'après de rigoureuses dissections à la plupart desquelles nous avons assisté, fait aisément concevoir pourquoi les récurrens étant coupés, la glotte continue de se fermer d'une manière à peu près complète. Car ces nerfs ne se distribuant pas aux agens principaux du resserrement de cette ouverture, lesquels sont les muscles aryténoïdiens et le crico-thyroïdien, il s'ensuit que leur section ne peut point empêcher la contraction de ces muscles. Enfin cette distribution ne rend pas moins intelligible et évidente la nécessité de couper les quatre nerfs laryngés pour que la glotte reste ouverte et perde toute mobilité.

En terminant ce rapport, nous appellerons de plus en plus la bienveillance et l'estime de nos collègues sur l'ingénieux auteur du Mé–

moire dont nous venons de rendre compte; et nous dirons que M. Magendie, qui n'a jamais offert à la Classe un tribut de ses talens distingués sans avoir contracté en même temps avec elle l'obligation de lui en offrir bientôt un autre, a acquis par son dernier travail, un surcroit de titres et de droits à l'honorable accueil qui a été voté pour lui à l'occasion du travail qui a précédé celui-ci pour lequel nous demandons l'insertion dans les Mémoires des savans étrangers.

Signé, Pinel, Percy, *rapporteurs.*

La Classe approuve le rapport et en adopte les conclusions.

Certifié conforme à l'original,

Le Secrétaire perpétuel chevalier de l'Empire,

Delambre.

MÉMOIRE

Sur un moyen très - simple d'apercevoir des Images qui se forment au fond de l'Œil.

LA formation des images au fond de l'œil ne se déduit pas uniquement de la structure de l'organe et des lois de la dioptrique, mais les physiciens démontrent encore cette formation par des expériences directes.

Schnéiner, *Hook*, *Camper*, *Lecat*, etc., employèrent quelquefois à cet usage des yeux artificiels, construits avec du verre et de l'eau. Les résultats qu'obtenoient ces physiciens étoient assez satisfaisans ; c'est-à-dire, qu'ils voyoient se former sur la portion du verre qui imitoit la rétine, des images passablement terminées. Cependant le peu de rapport qui existe nécessairement entre de semblables machines et l'œil d'un animal, les a fait entièrement abandonner : du moins il n'est pas à ma connoissance qu'aucun physicien s'en serve en ce moment.

Un moyen plus connu et seul usité, je crois, maintenant, consiste à placer au volet d'une chambre obscure, l'œil d'un animal, ayant eu soin de dépouiller sa partie postérieure de la sclérotique et de la coroïde. Les images des objets placés de manière à envoyer des rayons vers la pupille, sont alors très-distinctes sur la rétine. Des yeux de bœuf, de mouton, de chien, de chat, et même des yeux humains, ont servi pour cette expérience.

Pour réussir complètement en suivant ce procédé, il faut, 1°. que l'œil soit très-frais, ou, en d'autres termes, que l'animal d'où on le tire soit mort depuis peu d'instans; 2°. que la sclérotique et la coroïde étant enlevées, la rétine soit intacte; 3°. que la forme de l'œil ne soit point altérée: or, il n'est pas aisé de réunir ces conditions.

On se procure, il est vrai, facilement les yeux des animaux que je viens de nommer, à l'instant même de leur mort; mais ce n'est pas là le point difficile; il faut enlever la sclérotique et la coroïde sans léser la rétine, ce qui est d'une extrême difficulté; et quand, à force de précautions, on parvient à laisser la rétine intacte, il s'agit de conserver la forme naturelle de l'œil, ce qui est presque impossible; car la moindre compression sur un œil dont on a enlevé la sclérotique et la coroïde, ou même le simple affaissement de l'organe sur lui-même, suffit pour déterminer la rupture de la rétine, le déplacement d'une portion plus ou moins considérable d'humeur vitrée, et, par conséquent, une altération notable dans la forme de l'organe.

Les moyens qu'on emploie pour prévenir cet inconvénient, comme de placer l'œil dans une coque de carton, de recevoir les images sur un papier huilé, de n'enlever que la sclérotique, etc., sont loin d'atteindre leur but, souvent même ils sont plus nuisibles qu'utiles.

Vingt-quatre heures après la mort de l'animal, les yeux, qui ont perdu une portion de leurs humeurs par l'évaporation, seroient bien mieux disposés pour permettre d'enlever la sclérotique et la coroïde, et de cette manière une des grandes difficultés de l'expérience disparoît; mais, en revanche, les parties refringentes de l'œil sont altérées, le crystallin a perdu sensiblement de sa transparence, et l'humeur aqueuse ayant dissous la matière noire de la face postérieure de l'iris, est devenue trouble, et ne laisse plus qu'imparfaitement passer les rayons lumineux.

D'aussi grandes difficultés font que l'expérience dont nous parlons est rarement répétée; et que plus rarement encore elle l'est avec un succès complet.

Si je me suis énoncé clairement dans ce que

le viens de dire, il est évident que l'opacité de la sclérotique et de la coroïde est le seul obstacle à la réussite de l'expérience, puisque c'est l'opacité de ces membranes qui nécessite leur ablation. Il est évident aussi que l'expérience deviendroit facile sous tous les rapports, si l'on pouvoit se servir d'yeux dont les membranes extérieures présentassent un certain degré de transparence ; disposition qui permettroit d'apercevoir à travers leur tissu les images formées sur la rétine.

Le hasard m'a donné occasion de remarquer que les yeux de plusieurs animaux très-communs jouissent de cet avantage. Tels sont les yeux des lapins, des cochons-d'Inde, des petits chiens, des petits chats, des pigeons, etc., et cela d'une manière d'autant plus manifeste, que les animaux sont plus jeunes. Les yeux des hibous, des ducs, oiseaux de proie nocturnes, présentent aussi cette disposition. Si même ces oiseaux étoient plus communs, si la forme de leurs yeux se rapprochoit davantage de celle des yeux des mammifères, à raison de leur volume, du degré de transparence de leurs membranes extérieures, peut-être devroient-ils être préférés aux yeux des animaux que j'ai d'abord nommés. Quoi qu'il en soit, avec l'un des yeux que j'indique, on n'a qu'à

débarrasser avec soin la sclérotique de la graisse
et des muscles environnans , qu'à diriger ensuite la pupille vers des objets éclairés , on voit
distinctement à travers la sclérotique et la coroïde , les images peintes sur la rétine. Il n'est
nullement nécessaire de recourir à la chambre
obscure ; l'expérience réussit parfaitement sans
cette condition.

Désormais donc une expérience importante
qui exigeoit beaucoup de précaution et d'a-
dresse , et qui ne pouvoit être répétée que par
un petit nombre de personnes , va devenir à la
portée de chacun , et d'une réussite à l'abri de
tout événement.

Je dois dire cependant qu'en suivant le procédé que je viens de faire connoître , les images
ne sont parfaitement distinctes qu'alors que les
objets sont fortement éclairés. On aperçoit
incomparablement mieux l'image d'un objet
lorsque celui-ci est exposé au soleil , que lors-
qu'il est placé dans l'ombre. Je dois dire aussi
qu'à raison de l'enduit noirâtre de la coroïde,
on ne distingue pas tout à fait les couleurs véritables de l'image : par exemple , l'image de la
flamme d'une bougie paroît avoir une teinte
rougeâtre qu'elle n'a pas dans la réalité.

J'ai cherché quelque temps le moyen de remédier à cet inconvénient ; je réfléchis enfin

que justement parmi les espèces dont j'em-
ployois les yeux, il en étoit de sujettes à pré-
senter des individus albinos; on sait qu'un des
caractères de cette dégradation des animaux,
est l'absence de l'enduit coloré de la coroïde
et de l'iris.

J'examinai les yeux des lapins blancs et des
pigeons albinos, et j'y vis avec satisfaction
qu'ils présentoient les conditions les plus heu-
reuses. La sclérotique y est mince et à peu près
transparente ; la coroïde y est de même mince,
et dès que l'animal est mort, le sang qui la co-
loroit disparoissant, elle devient incapable de
mettre aucun obstacle sensible au passage de
la lumière. Aussi les yeux de ces animaux sem-
blent-ils faits exprès pour laisser voir les images
formées sur la rétine. Avec le contour qu'on
distingue très-nettement, on aperçoit toutes
les nuances des couleurs ; enfin , l'exactitude
est telle , que l'image du soleil blesse l'œil de
l'observateur presque aussi vivement que le fait
cet astre lui-même.

Une bonne manière de répéter l'expérience,
c'est de se placer à la fenêtre d'un premier
étage par un beau jour, de diriger vers la rue
la cornée transparente de l'œil d'un fort lapin
blanc ; chaque passant est alors représenté sur
la rétine, par une image d'environ un milli-

mètre de hauteur, où la couleur des vêtemens
et les moindres mouvemens sont représentés
avec une exactitude qui surprend et amuse
l'observateur.

La facilité avec laquelle on aperçoit les
images en suivant ce procédé, m'a permis de
faire quelques observations, et m'a suggéré de
faire quelques expériences. Je vais faire connoître en peu de mots les résultats des unes et
des autres.

Les images sur un œil frais paroissent toujours très-nettement terminer leur accroisse-
ment de grandeur, par le rapprochement de
l'objet, et leur diminution par la circonstance
opposée, n'influe en rien sur leur netteté ; si
l'on s'en rapportoit à ce que la vue simple laisse
apercevoir, on pourroit croire que l'œil est
un instrument d'un acromatisme parfait.

. J'ai voulu déterminer les effets d'une pression circulaire faite perpendiculairement à
l'axe antéro-postérieur de l'œil vers le milieu
de l'organe, et j'ai reconnu que, quel qu'en
soit le degré, les effets en sont inappréciables
sur les dimensions de l'image. Si elle a quelque
influence, je présume qu'elle porte sur l'intensité de la lumière de l'image ; du moins il m'a
semblé que l'intensité de la lumière augmen-
toit avec la pression.

Qu'on ne pense pas qu'à la vue simple on ne puisse pas saisir un léger défaut de netteté dans le contour de l'image; car on n'a qu'à pratiquer avec la pointe d'une lancette une très-petite ouverture à la cornée transparente vers sa circonférence, de manière à faire sortir une très-petite partie de l'humeur aqueuse, il devient alors très-sensible que la netteté de l'image a disparu.

J'ai cherché ensuite à déterminer la loi du décroissement de l'image, par l'éloignement de l'objet, et j'ai trouvé que la grandeur de l'image est sensiblement proportionnée aux distances. M. *Biot* a eu la complaisance de constater avec moi ce résultat, qui est d'ailleurs conforme à celui qu'a donné M. *Lecat*, dans son *Traité des Sensations*.

Quelle influence auroit sur la forme et les dimensions de l'image, la soustraction successive des diverses parties réfringentes de l'œil? Voilà ce que l'expérience pouvoit aisément déterminer.

J'ai fait une petite ouverture à la circonférence de la cornée transparente, près de sa jonction avec la sclérotique, et j'ai fait en sorte que toute l'humeur aqueuse sortît par cette voie. L'image (c'étoit celle de la flamme d'une bougie) m'a paru, toute chose d'ailleurs

égale, occuper une plus grande place sur la rétine ; elle étoit sensiblement moins nette , et
d'une lumière moins intense que l'image du
même corps considérée dans l'autre œil de
l'animal , que j'avois placé dans les mêmes
rapports avec la bougie , mais auquel j'avois
conservé son intégrité , afin qu'il pût servir de
terme de comparaison.

Soustrayant ensuite sur l'œil dont j'avois
expulsé l'humeur aqueuse , la cornée transparente en totalité par une incision faite circulai-
rement à son union avec la sclérotique, l'image
ne m'a pas paru changer de dimension ; mais
il m'a semblé que la lumière qui la formoit
avoit très-sensiblement perdu de son intensité.

Ce fait , ainsi que le précédent , deviennent
surtout évidens , lorsque l'objet dont on exa-
mine l'image est à une distance un peu grande,
cinq ou six mètres , par exemple.

Un œil dont on a enlevé la cornée, présente
l'iris à nu ; il est facile alors d'agrandir la pupille en faisant une incision circulaire dans le
tissu , même de l'iris ; sur un œil dont j'avois,
de cette manière , agrandi la pupille , il m'a
semblé que les dimensions de l'image avoient
crû par le seul fait de cet agrandissement.

Si , sur un œil dont on a enlevé la cornée
transparente , on soustrait , en prenant toutes

les précautions nécessaires, la lame antérieure de la capsule crystalline, l'image s'entoure d'une auréole de lumière moins vive et irrégulière à sa circonférence.

Quand on fait sur un œil l'extraction du crystallin, par un procédé semblable à l'opération de la cataracte, l'image se forme toujours au fond de l'œil. Mais elle est considérablement accrue en dimension; elle est au moins quadruple de l'image qui se produit sur un œil entier; elle est d'ailleurs très-mal terminée, et la lumière qui la produit est très-foible.

Enlève-t-on sur un même œil l'humeur aqueuse, le crystallin, et ne laisse-t-on ainsi de tous les milieux de l'œil, que l'humeur vitrée et la capsule crystalline, on ne voit plus se former d'image au fond de l'œil; la lumière y parvient bien, mais elle n'y affecte aucune forme en rapport avec celle du corps d'où elle est partie.

Tel est le petit nombre de faits que la facilité d'apercevoir les images formées sur la rétine, m'a permis de constater : la plupart sont en harmonie avec la théorie de la vision; plusieurs semblent s'en éloigner : c'est aux physiciens à décider si ces derniers méritent quelque attention.

FIN.